PUBLICATIONS DU *PROGRÈS MÉDICAL*

COURS D'HISTOIRE DE LA MÉDECINE

LEÇON D'OUVERTURE

DE

M. LE PROFESSEUR PARROT

21 NOVEMBRE 1876

PARIS

Aux bureaux du PROGRÈS MÉDICAL | V. A. DELAHAYE et Cie, libraires-éditeurs
6, rue des Écoles, 6. | Place de l'École-de-Médecine.

1877

PUBLICATIONS DU *PROGRES MÉDICAL*

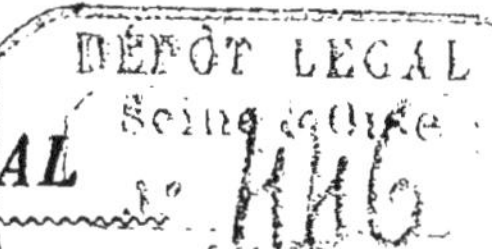

COURS D'HISTOIRE DE LA MÉDECINE

LEÇON D'OUVERTURE

DE

M. LE PROFESSEUR PARROT

21 NOVEMBRE 1876

PARIS

Aux bureaux du PROGRÈS MÉDICAL
6, rue des Écoles, 6.

V.A. DELAHAYE et Cie, libraires-éditeurs
Place de l'École-de-Médecine.

1877

COURS

D'HISTOIRE DE LA MÉDECINE

LEÇON D'OUVERTURE

Messieurs,

Votre sympathique accueil, et pourquoi ne le dirais-je pas, votre chaleureux accueil, me cause un profond plaisir et m'apporte un grand soulagement. En approchant de cet amphithéâtre, j'étais oppressé, anxieux, je n'osais aborder cette chaire, pour laquelle je me sens trop petit. Vos mains amies ont fait cesser ma crainte, m'ont délivré du poids qui m'accablait ; — je vous en remercie de tout mon cœur.

Je ferai de mon mieux, pour justifier le choix de mes collègues de la Faculté, et répondre à votre attente ; j'espère que la bienveillance que vous me témoignez aujourd'hui, ne m'abandonnera pas dans le cours de ces leçons. J'en aurai grand besoin, car ma tâche est nouvelle et malaisée. Je dis nouvelle, car l'enseignement de l'histoire de la médecine n'est pas encore fondé dans cette école.

Certes! je n'ignore pas ce que l'on a déjà tenté pour lui. Je sais que Malgaigne, il y a déjà plus de quarante ans, fit à l'Ecole pratique, d'éloquentes leçons sur le développement et les progrès de la chirurgie ; que plus près de nous, dans cette enceinte, où j'ai eu l'honneur de l'entendre, Andral consacra deux années de suite son cours, à exposer l'œuvre d'Hippocrate et celle de Galien. J'ai surtout le souvenir de l'enseignement qu'ont fait dans la place où je suis, mes deux regrettés prédécesseurs et les agrégés qui ont été chargés de les suppléer. Mais, il faut bien l'avouer, les efforts de ces maîtres, n'ont pas suffi à jalonner une voie, dans l'étendue si vaste que nous devons parcourir ensemble.

Celui qui a pour mission de vous enseigner la clinique, trouve chaque matin dans les salles de l'hôpital, la matière même de ses leçons. En examinant les malades devant son auditoire, en dissertant sur eux, il est assuré d'être intéressant et utile. — Le professeur de pathologie a pour guide un programme, qu'il doit suivre et développer.

Moi, je n'ai ni guide ni programme ; et je cherche comment je pourrai solliciter votre attention et contribuer à votre utilité ; car vous être utile, c'est là et ce doit être là, mon continuel souci.

Dans cet embarras, j'ai cru devoir me renseigner auprès de ceux qui m'avaient précédé, afin de mettre à profit leur expérience. J'ai donc recherché comment ils avaient compris l'enseignement.

Daremberg, le premier titulaire de cette chaire, n'y fit qu'un petit nombre de leçons ; mais il avait déjà professé au Collége de France et y avait mis en pratique sa méthode.

Son érudition était solide et étendue. Ayant visité la plupart des grandes bibliothèques de l'Europe, il avait lu presque tout ce que l'on a écrit sur notre science, en puisant aux sources les plus authentiques, en comparant les éditions et les textes. De la sorte, il ne s'est jamais prononcé qu'en connaissance de cause. Au-dessus des préjugés de la tradition, il a mis en relief des talents méconnus; mais surtout, il a fait descendre certaines personnalités de la place trop haute où les avait mises un enthousiasme peu éclairé.

Ce travail, incontestablement très-méritoire, est fait pour un livre, mais non pour des leçons. Il s'accommode mal aux exigences d'un cours, aux allures vives et entraînantes de l'enseignement oral, où par-dessus toute chose, le professeur doit ménager l'attention de ses auditeurs et venir en aide à leur mémoire. Les chercheurs laborieux et tenaces, comme l'était Daremberg, sont indispensables, et l'on ne peut trop les encourager; mais ce qu'ils trouvent et rassemblent, doit être consigné par écrit et non exposé verbalement.

Dominé par le texte et voulant en tirer la quintessence, Daremberg est souvent tombé dans une faute, qu'il a justement reprochée à quelques commentateurs. Comme eux, en effet, il a plus d'une fois, considéré de vagues aperçus, comme d'intentionnelles indications, faisant ainsi bénéficier les époques les plus reculées, de découvertes toutes modernes. Or, ce n'est pas là le rôle de celui qui s'applique à l'histoire. Il ne doit pas s'évertuer à la recherche de germes inféconds, leur rencontre ne pouvant le récompenser de son temps et de sa peine. A quoi bon savoir, par exemple, que dans la collection hippocratique, il y a quelque chose qui fait songer à l'auscultation. Croyez-vous que Daremberg eût fait cette petite trouvaille, si le merveilleux flambeau de Laënnec ne l'eût éclairé ; et qui osera comparer cet informe grain de sable, noyé dans un océan d'erreurs, à l'admirable édifice de notre illustre Breton ?

Laissons donc les érudits et les curieux, envisager l'histoire de la médecine de ce point de vue et en faire cet usage. Dans cette école, il nous faut procéder autrement, car elle est avant tout professionnelle ; et le public de nos amphithéâtres est composé de futurs praticiens.

Il ne m'est pas permis d'oublier le titre de ma chaire, mais si je m'y tenais trop strictement, je manquerais à ma mission. — Le professeur d'anatomie pathologique, qui vous décrirait des lésions d'organes et de tissus, sans vous parler de l'origine de ces lésions ; sans vous faire connaître l'histoire clinique du malade qui lui a fourni la matière de son étude, ne ferait que la moitié de sa tâche. Du même reproche serait passible, et bien plus justement encore, celui qui, devant vous enseigner l'histoire de la médecine, n'apporterait ici, que des dates, des noms et des détails bibliographiques.

J'envisage autrement la mission qui m'est confiée. Dans cette faculté, le professeur d'histoire de la médecine doit faire : non de l'histoire *pure* et *théorique*, mais de la pathologie au point de vue de l'histoire ; il doit être d'abord pathologiste, puis historien ; chez lui, l'érudit doit toujours marcher à la suite et au service du médecin.

Aussi, tout en proclamant les services rendus par Daremberg à la science, je ne puis adopter sa méthode d'enseignement. Au contraire, je crois que la voie essentiellement pratique où est entré Lorain, est celle que l'on doit suivre.

Votre esprit et votre cœur ont gardé le souvenir des remarquables qualités que la nature et le travail lui avaient données, et qu'il mit si libéralement au service de votre instruction. Pour moi, en ayant fait l'épreuve dans les luttes, où plus d'une fois, nous fûmes engagés ensemble, j'ai la conscience de lui être inférieur; et je sens qu'il faudra de ma part des efforts constants, pour que la comparaison que vous ferez entre Lorain et moi, ne me soit pas trop désavantageuse.

En dépit des restrictions que je viens de faire, la part qui revient à l'histoire de la médecine, dans l'ensemble de votre instruction, reste encore considérable ; et je ne saurais trop m'élever contre ceux qui la dédaignent.—Eblouis par les conquêtes récentes, ils s'imaginent que la science est entièrement sortie des études contemporaines. Le travail actuel leur fait oublier les fondations sur lesquelles il repose et qui sont l'œuvre de labeurs considérables.

Ces fondations que les siècles ont construites, vous devez les étudier, car leur connaissance vous fera comprendre l'architecture extérieure, et vous permettra d'y travailler vous-mêmes.

Je ne puis, en cette courte séance, vous énumérer tous les bons offices que vous rendra l'histoire de la médecine; mais je veux appeler votre attention sur deux faits dont l'importance me paraît capitale.

Le premier, est l'évolution scientifique elle-même. Vous devez la suivre dans ses phases diverses, en observant les résistances, les entraînements, les réactions, qu'à toutes les époques, en tout lieu, en toute circonstance, ont provoqués les grandes découvertes. Cette étude vous fournira des enseignements féconds et les bases d'un jugement éclairé ; elle vous prémunira, bien souvent, contre les erreurs où sont tombés vos devanciers. J'ajoute qu'elle vous guidera plus sûrement vers l'avenir.

Un exemple rendra ma pensée plus nette et plus précise. Le FOIE va me le fournir. Comme il est à la mode, c'est le temps d'en parler. Ecoutez donc un abrégé de son histoire.

Les observateurs les plus anciens portèrent sur lui leur attention. Son énorme volume, la place qu'il tient dans la cavité abdominale, ses connexions avec le système circulatoire, étaient bien faits pour la fixer.

Platon, car la physiologie était alors aux mains des philosophes, dans le partage qu'il avait fait de l'âme matérielle aux différents viscères, plaçait dans le foie les *appétits sensuels* ; comme il mettait dans le cœur, le courage et la colère. Galien le considérait comme doué de *la faculté naturelle*, et en faisait dépendre la génération, la nutrition et l'accroissement.

Pour les physiologistes de l'antiquité, le foie avait donc un rôle plus important que celui d'aucun autre viscère, étant le foyer de la sanguification et de l'hématose. — De même que dans une cité bien administrée, disait le médecin de Pergame, les portefaix rassemblent le blé, préalablement épuré, en une officine commune, d'où les habitants tirent leur nourriture ; ainsi, les veines mésaraïques prennent les principes nutritifs préparés dans l'estomac et les transportent dans le foie, qui est la grande usine où l'aliment devient apte à la nutrition.— Quant aux déchets, aux scories qui résultent de ce travail, c'est-à-dire les *biles* : l'une, légère et jaune, est reçue dans la vésicule ; l'autre, plus épaisse et limoneuse, gagne la rate, véritable réservoir de la *mélancolie*.

Mais à cela ne se bornaient pas, suivant Galien, les fonctions du foie. Ce n'était pas assez qu'il fît le sang ; il le distribuait encore aux différentes parties du corps, car il est l'origine des veines, qui seules contiennent du sang, puisque dans les artères il n'y a que de l'air. Ainsi, la veine cave inférieure alimente les parties basses, et la supérieure la tête, en passant par le cœur, qui prend tout juste ce qui est nécessaire à sa nutrition.

Sur ce trône où l'avait élevé Galien, le foie se maintint 1500 ans. Les Arabes, les arabistes et Vesale lui-même, l'y ont adoré.— Admirez la puissance de l'autorité, la force de la tradition ; on s'y heurte à chaque pas, dans l'histoire de notre science.

En 1622, la glande-maîtresse dominait encore dans le corps et le gouvernait, lorsqu'un anatomiste Milanais qui cherchait des nerfs, fit la rencontre des chylifères. Elle fut atteinte et Lazare Rivière sentit la gravité du coup. « *Quid fiet*, s'écria-t-il, non sans une profonde mélancolie, en voyant le suc blanc circuler dans les canaux mésentériques ; *Quid fiet de nostra medicina si res ita se habet.* »

Aselli avait trouvé les vaisseaux lactés, mais il s'était trompé sur le trajet du chyle, il ne fit qu'ébranler le foie ; Harvey lui-même, fut impuissant à le renverser. Ce fut Pecquet qui lui porta le coup décisif, lorsqu'en 1647, il fit voir que les chylifères n'y aboutissent pas, mais bien à un réservoir commun, d'où leur contenu est porté par le canal thoracique, jusque dans la sous-clavière.

Le riche apanage dont Galien avait doté le puissant viscère, venait de lui être ravi peu à peu ; il ne lui restait plus rien. Le vide se fit autour de lui, sa mort même fut publiquement annoncée, et Thomas Bartholin, qui avait été quelque peu mêlé à la découverte des lymphatiques, lui composa une épitaphe restée célèbre.

Elle commence ainsi :

Siste viator,
Clauditur, hoc tumulo, qui tumulavit.
Plurimos.
Princeps corporis tui. Cocus et
arbiter
Hepar. Notum seculis
sed
Ignotum naturæ.

Et se termine comme toutes les épitaphes, par ces deux mots :

Illi preceris.

Quelques retardataires firent encore des vœux pour le foie, mais sans fléchir l'opinion. Il reposa 200 ans dans la tombe que lui avaient creusée Aselli, Harvey et Pecquet.

Quelle prodigieuse révolution, que celle qui s'accomplit de 1622 à 1647 ; les lymphatiques et la marche du chyle découverts ; la circulation du sang inventée. — Mais avec cette grandeur, que d'injustice ! Parce que l'on s'était incliné durant 15 siècles sous la parole de Galien ; subitement, l'on déclare cette parole mensongère ; parce que le foie avait été trop puissant, sans information, on le décrète d'incapacité, d'inutilité, on le dépose et le supposant mort, on le met au sépulcre.

L'aveugle audace de Bartholin, n'est-elle pas surprenante ; et que penseriez-vous de celui qui, vous montrant une de ces anciennes usines, sources de notre richesse et de notre gloire industrielle, vous dirait, au milieu du train qui s'y fait :

Ces chariots pleins de minerai et de houille qui arrivent ; ce fer, cet acier qui sortent ; ces légions d'ouvriers qui s'agitent ; cette vapeur qui siffle, ce bruit que l'on entend, cette chaleur qui rayonne ; tout cela ce n'est rien ! Depuis longtemps l'on nous trompe sur les causes et les effets d'un prétendu travail. D'habiles personnes ont fait voir que les minéraux ne viennent pas des gisements que l'on supposait ; que les métaux n'ont pas l'usage admis jusqu'ici ; que les canaux de la forge dépendent d'un grand fleuve dont l'eau, par un mouvement incessant, sort de la mer et y retourne ; que c'est la chaleur solaire qui vaporise cette eau et l'élève dans l'atmosphère, où elle forme les nuages d'où tombe la pluie ; que celle-ci infiltre la terre et va former les nappes d'eau, sources du fleuve, qui par un long et sinueux trajet au travers des champs qu'il arrose, retourne se jeter dans l'océan. — A cause de tout cela, ces toits n'abritent que le silence et l'inaction, et désormais l'on n'en doit plus parler.

Après un tel discours, vous n'hésiteriez pas à déclarer que votre interlocuteur a voulu se rire de vous ou qu'il est insensé. Or, Bartholin n'a été ni plus respectueux du bon sens de ses contemporains, ni plus raisonnable ; et pourtant, son dire a gouverné l'opinion pendant deux siècles. L'on n'a songé à le réviser, qu'au commencement de celui où nous sommes.

Magendie, l'un des premiers, contribua à la restauration du foie, en démontrant que les liquides de l'intestin sont absorbés par les radicules de la veine porte. Les travaux de Tiedemann et Gmelin, de Blondlot, de Beau, enfin la grande découverte de M. Claude Bernard sur la fonction glycogénique, ont eu le même résultat.

Aujourd'hui chacun sait que la glande hépatique fait et défait beaucoup de choses; que les globules rouges du sang y sont détruits et transformés en matière colorante; que certains corps ternaires, tels que la cholestérine et le glycogène, que d'autres, azotés, comme les sels biliaires, y prennent naissance. On va même jusqu'à y mettre la source de l'urée.— Cela est beaucoup. Est-ce assez, n'est-ce pas trop? Les recherches ultérieures nous renseigneront là-dessus.

Quoi qu'il en soit, le foie a presque reconquis son ancienne importance. Il est vrai que ce n'est plus la glande souveraine de Galien ; l'organisme étant une vaste démocratie, où chaque cellule a sa place, sa fonction, et contribue, pour sa part, à la vie commune ; mais parmi les groupements d'organites que l'on appelle viscères, où l'activité est plus apparente, plus spéciale, le foie occupe une des premières places ; et comme il la tient, non de la fantaisie ou de la tradition, mais du libre suffrage des savants, il n'en peut être dépossédé. Il a le sacrement de la science, contre lequel rien ne prévaut.

Vous voyez par cette histoire du foie, que s'il faut être en défiance contre la tradition sans contrôle, il ne faut pas moins se garder des engouements subits et des explications hâtives, même lorsqu'elles se basent sur une grande découverte.

Je sais que le XVIIe siècle est déjà loin de nous, que la science est mieux assise qu'au temps d'Aselli et de Pecquet, que le contrôle est plus multiplié, plus rapide, plus sûr ; mais je sais aussi, que nous sommes bien loin d'être à l'abri des entraînements de la mode. Les preuves abondent; en voulez-vous quelques-unes?

M. Virchow avait dit que la suppuration est due aux éléments cellulaires normaux ; que le noyau, puis la cellule, se divisent pour former le pus. Cette théorie séduisante fut rapidement adoptée, et on la considérait comme inattaquable. Mais voilà que M. Cohnheim s'avise d'observer les veinules des tissus enflammés ; il en voit sortir les globules blancs du sang, et la théorie cellulaire est renversée et celle de la diapédèse mise à sa place. Tout cela date d'hier, et déjà l'on bat en brèche l'explication de M. Cohnheim.

Les actions reflexes, aussitôt après avoir été signalées par J. Muller et Marshal Hall, furent appliquées sans mesure, au service de la pathogénie. — Et depuis que M. Claude Bernard a montré l'influence du grand sympathique sur la chaleur et la circulation, quel abus n'a-t-on pas fait des vaso-moteurs ?

L'histoire des médications n'est pas moins instructive que celle de la physiologie. Suivez, par exemple, les fortunes si diverses de la saignée, depuis l'antiquité jusqu'à notre époque ; après l'usage immodéré vient la proscription, puis le règne à peu près exclusif de ce moyen thérapeutique, et finalement son abandon.

Maintenant les lancettes se rouillent dans les trousses et les sangsues meurent d'inanition dans leurs bocaux ; — mais on *tonifie*, et comment ? Avec tout.

L'atmosphère des montagnes est tonique, celle de la mer ne l'est pas moins. Le sommeil donne du ton, et l'exercice aussi. Le vin au dedans, l'eau à l'extérieur, en procurent également.

Quant aux médicaments capables de tonifier, depuis le colombo et la gentiane, jusqu'au fer et à l'huile de poisson, je vous fais grâce de leur interminable liste.

Mais parmi ces toniques si précieux, si nécessaires désormais à la vie humaine, il n'en est aucun dont la vogue soit plus grande et l'efficacité plus incontestée, que la viande crue. On en gorge les malades et ceux qui ne le sont pas. Personne ne peut s'en préserver, et tout le monde l'administre. C'est une vraie manie, qui, des médecins, a gagné la nation entière. On arrache le nouveau-né du sein de sa nourrice, pour lui donner de la viande crue, sous prétexte qu'il n'a pas encore ses dents. On en bourre le vieillard, parce qu'il a perdu les siennes. On la conseille aux gens étiques, pour les engraisser ; à ceux qui sont obèses, pour les guérir de leur embonpoint. Le délire de la viande crue a remplacé celui des émissions sanguines. C'est un progrès, car il est moins dangereux.

Ces excès de la thérapeutique, ne vous la feront pas délaisser, mais ils vous mettront en garde contre l'abus que l'on en peut faire.

Il me semble, Messieurs, et c'est là le second point sur lequel je veux insister, que les études historiques, nous permettent de donner à la médecine sa place légitime parmi les connaissances humaines.

Hippocrate l'appelait un *Art*, Τεχνη ; mais pour le médecin grec, ce terme n'avait pas la signification qu'on lui donne aujourd'hui.

Trousseau, lui aussi, disait que c'est un art, et il a longuement développé cette idée, dans deux conférences faites en 1862 sur l'*empirisme*. M. Littré pense que dans ses applications, c'est un art, et dans son ensemble, une science. Pour moi, j'estime, suivant l'opinion la plus généralement adoptée, que c'est une science.

La science est un capital banal, une fortune commune,

qui s'accroît chaque jour et se transmet intégralement aux générations successives ; en sorte que le légataire d'une époque quelconque, est plus riche que les testateurs qui l'ont fait bénéficier de leurs acquisitions. Ainsi, le géomètre d'aujourd'hui est plus savant que Fermat et que le grand Newton.

L'art n'est pas de même ; et si les œuvres artistiques, aussi bien que celles des savants sont transmissibles, il n'est pas possible de s'approprier l'art, comme on s'approprie la science. On est savant parce qu'on l'a voulu ; pour être artiste, il ne suffit pas d'un acte de la volonté ; on l'est en dehors de tout droit, de toute loi, par une boutade, par un caprice de la nature.

Ce qui fait la science, est hors de l'homme, et l'attraction n'a pas besoin de lui pour faire graviter les mondes. Au contraire, l'art est dans l'homme, c'est l'homme lui-même. La poésie n'est pas dans ce soleil couchant, dans ce ciel orageux, dans cette mer courroucée, dans ces travaux champêtres, dans ces combats sanglants, dans l'amour ou la haine de ces deux cœurs ; non ! la poésie n'est pas dans toutes ces choses, elle est dans l'homme qui la met à ces choses.

La science est collective, et n'a que faire des noms, et des personnes. Qu'importe à la dioptrique et à l'analyse, que Descartes les ait inventées. — Mais l'art est personnel et l'œuvre est inséparable de son créateur. Le *Plafond de la Sixtine*, c'est Michel-Ange, le *Misanthrope*, c'est Molière, la *Flûte enchantée*, c'est Mozart.

La science se sème et le savant laisse des germes que d'autres feront éclore.— L'artiste, moins heureux, emporte le secret de son génie dans la tombe. Il est vrai que son œuvre reste ; mais cette œuvre est périssable. Un incendie, une oscillation de la croûte terrestre, suffisent à la détruire.

Celui-là seul est savant, qui a mis beaucoup de temps à apprendre et le savoir s'accroît avec les années; tandis qu'il y a des enfants qui sont des artistes. — Et les peuples sont comme les hommes; ceux qui ont le plus d'ancêtres, qui sont le plus éloignés de l'origine commune, c'est-à-dire nos contemporains, sont les plus savants. Bien autrement précoce, l'art n'a pas attendu notre époque, pour atteindre son apogée.

L'enfance de l'humanité n'eut pas de science, mais elle vit l'aurore de l'art.

Il y eut un temps voisin de la dernière période glacière, si loin de nous, qu'aucune chronologie ne le peut embrasser. Alors certaines régions de la France étaient habitées par des hommes dont le crâne était déjà beau, mais qui n'avaient pour habitats que des grottes et des cavernes; pour nourriture que la chair du gibier qu'ils tuaient à la chasse; pour vêtements que des peaux de bêtes. — Eh bien! parmi ces êtres grossiers, ignorant l'agriculture et l'usage des métaux, ayant pour armes, des flèches et des lances de silex, il y avait des artistes. La terre nous a conservé quelques-unes de leurs œuvres. A Laugerie-Basse, dans le grand cirque des Eyzies, on a trouvé des os et des fragments de cornes, sur lesquels ils avaient gravé les animaux qui les entouraient: des chevaux, des bisons, des bouquetins, des poissons, le mammouth, ce pachyderme géant, et surtout des rennes qui, par l'élégance de leurs formes, les avaient captivés. Ils les ont reproduits paissant, bramant, courant, se préparant à la lutte; et toujours la pose est juste, le contour net, le trait hardi, l'expression vraie. — Cela est admirable et remplit d'étonnement.

Dans une visite que je fis, il y a quelques années, à

Edouard Lartet, il me montra gravé sur une pierre, un carnassier chassant. Je vois encore ce fauve, la queue tendue, les oreilles dressées, la gueule ouverte, l'œil ardent. Quelle action dans cette quête ou cette poursuite de la proie !

Il y avait donc de véritables artistes, sur les bords de la Vézère, alors que les éléphants à crinière et les aurochs bossus venaient s'y désaltérer. Y avait-il des savants? Tout nous autorise à dire que non.

Mais il n'était pas besoin de remonter si haut, pour trouver la preuve que l'art naquit pour ainsi dire avec l'homme, tandis que la science posa ses premières assises beaucoup plus tard. Sans sortir des temps historiques, demandons-nous ce qu'était la science au siècle de Périclès, alors que l'art sculptait le Parthénon, et que depuis longtemps, il avait chanté l'épopée de Troie.

Je me résume et je vous dis : Pythagore et Archimède sont dépassés depuis longtemps et ils devaient l'être ; mais Phidias ne l'a pas été, et peut-être, ne le sera-t-il jamais.

Maintenant hésiterez-vous à dire que la médecine est une science ; toute son histoire ne vous oblige-t-elle pas à lui donner cette qualité? D'ailleurs, n'est-elle pas liée d'une manière intime à de pures sciences, à la physique, à la chimie ; et ne peut-on pas dire du médecin d'aujourd'hui, comme du géomètre ; que celui qui s'est appliqué à l'étude, sait mieux l'anatomie que Vésale, la physiologie que Haller, la clinique que Corvisart? Pourtant, qu'est-il individuellement, à côté de ces grands hommes?

Je suis loin de nier qu'il y ait dans la médecine un élément artistique ; mais je dis qu'il ne l'absorbe pas. Il la complète, il l'embellit, — voilà tout. Avec lui et malgré lui, elle reste une science ; la clinique va nous le prouver.

Voyez cet homme, d'ailleurs, sain et robuste, qui meut lourdement et comme s'il la traînait, l'une de ses jambes, maigre, atrophiée, plus courte que l'autre. Il boîte, et s'aide pour marcher d'une béquille. Qu'a-t-il? Le clinicien nous répond : ce mal date de la première enfance ; il a éclaté brusquement par un accès de fièvre. Le membre aujourd'hui sans force, n'a pas été frappé d'emblée et son impotence est secondaire. L'affection a d'abord atteint le centre de la moelle, les cornes antérieures ; et toute la substance de celles-ci n'a pas été altérée, seules les cellules motrices l'ont été. Leur irritation s'est propagée par les nerfs, à certains muscles ; et c'est pour cela qu'aujourd'hui un membre est incapable de remplir ses fonctions.

Admirez ce qu'un pareil diagnostic implique de connaissances, lentement et progressivement accumulées. Anatomie normale et pathologique, histologie, physiologie, clinique, tout s'est aidé, fécondé, groupé, pour produire ce résultat. Et cela ne serait pas de la science ! En quoi, je vous le demande, l'œuvre du médecin qui vient de reconnaître ainsi *la paralysie spinale infantile*, diffère-t-elle, de celle du paléontologiste, qui tenant une dent ou une phalange fossiles, reconstitue l'animal qui les a portées ; en dessine la forme, dit que c'est un carnassier ou un ruminant, marque le terrain où il gisait, et l'époque où il vivait sur la terre.

Ces deux déterminations sont, je vous l'affirme, le résultat de méthodes équivalentes, et l'une et l'autre, sont du domaine de la science. Le médecin et le paléontologiste sont au même titre des savants.

Parmi les sciences, la médecine est une des plus anciennes. Chaque jour son domaine s'accroît et il grandira sans cesse; car, dit Pascal : les sciences sont infinies en l'étendue de leurs recherches; — et Laplace : elles sont sans bornes, comme la nature.

Messieurs, il y a des étoiles dont l'œil d'aucun homme ne verra la lumière, parce qu'elle n'aura pas le temps d'y arriver. De même, il y a des vérités qui resteront toujours inconnues, parce qu'elles aussi, se trouvent à des distances infinies. Mais entre notre vue et les astres inaccessibles ; entre notre raison et les vérités intangibles, il est une infinité d'astres et de vérités, qui deviendront la conquête de ceux qui s'efforceront à leur recherche.

Que la perspective des choses à découvrir, ne mette pas le trouble dans votre esprit; mais surtout, que la vue de celles déjà trouvées, ne vous décourage pas. Le temps et l'expérience, n'en doutez pas, vous viendront en aide, et simplifieront votre travail. Ils l'ont déjà fait, car tout a été vrai, mais tout ne l'est pas resté. La vérité d'hier est devenue une erreur, par celle d'aujourd'hui, qui demain, subira le sort de celle qu'elle a remplacée; car les vérités meurent en engendrant, étant anéanties par les découvertes mêmes qu'elles ont provoquées. — C'est qu'il n'y a pas d'éternelle vérité ; ce qui est éternel : ce n'est pas la vérité, c'est la recherche de la vérité.

Rien n'est vrai que relativement, et vérité signifie limite. Hier on était là, aujourd'hui c'est ici que l'on est, demain l'on ira plus loin ; et dans cette marche incessante, le vrai devient plus simple. Sa réduction, c'est le progrès, lequel a pour terme la vérité unique. Mais cette vérité suprême ne sera jamais atteinte ; car sa poursuite est le ressort même de l'esprit de l'homme, et sa découverte détendrait le ressort et l'homme ne serait plus.

Dans les immensités à conquérir, vous voyez quel champ s'ouvre à votre activité. Entrez-y résolûment. Tous les bras y trouvent leur emploi, toutes les bonnes volontés y sont efficaces.

Travaillez! Ceux qui marchaient à notre tête, tombent, prématurément frappés par le labeur et les efforts. Il y a un an, c'était Lorain, il y a six mois, c'était Behier, hier encore, c'était Axenfeld. Ces vaillants esprits, ces âmes généreuses, laissent parmi nous des vides à combler. Messieurs ! serrez les rangs.

Que votre labeur soit ardent, qu'il alimente la flamme. Il faut beaucoup de lumière, pour éclairer les ténèbres dont nous menacent les conciles et le Vatican ; il faut de puissants rayons, pour aller par delà nos frontières, dire : que notre pays, un instant assoupi, vient de se réveiller, qu'il est à l'œuvre ; et que dans la marche de cette longue et infatigable caravane du progrès, la France, qui si souvent a marqué les étapes, est encore digne de tenir le premier rang.

VERSAILLES. — IMP. CERF ET FILS, 59, RUE DUPLESSIS.

VERSAILLES. — IMPRIMERIE CERF ET FILS, 59, RUE DUPLESSIS.

www.ingramcontent.com/pod-product-compliance
Ingram Content Group UK Ltd.
Pitfield, Milton Keynes, MK11 3LW, UK
UKHW012129240726
13965UKWH00005B/2067

9 782013 059039